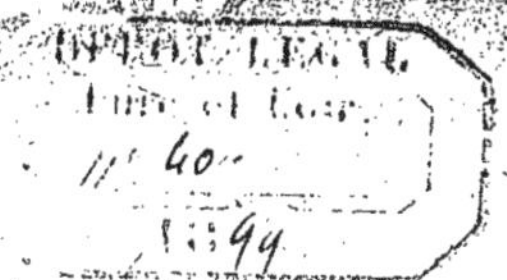

ÉTUDE CLINIQUE

SUR

LA CAUSE LA PLUS FRÉQUENTE

ET LA MOINS CONNUE

DES

DÉVIATIONS UTÉRO-ANNEXIELLES

ET DES

DOULEURS QU'ELLES ENGENDRENT

PAR

Le Docteur Gaston BLOCH

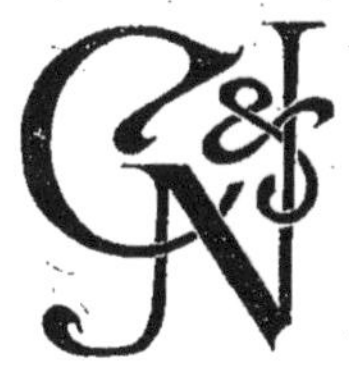

PARIS
GEORGES CARRÉ ET C. NAUD, ÉDITEURS
3, RUE RACINE, 3

1899

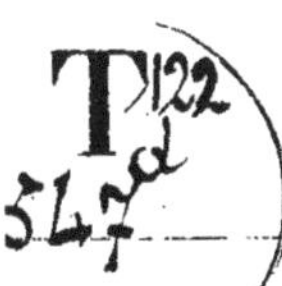

ÉTUDE CLINIQUE

SUR

LA CAUSE LA PLUS FRÉQUENTE ET LA MOINS CONNUE

DES

DÉVIATIONS UTÉRO-ANNEXIELLES

ET DES

DOULEURS QU'ELLES ENGENDRENT

PAR

Le Docteur Gaston BLOCH

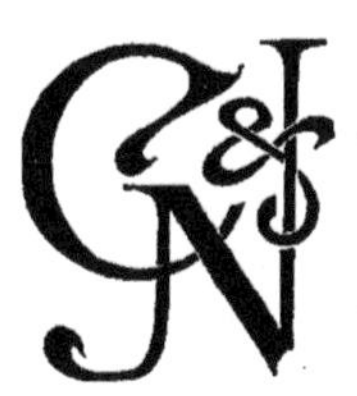

PARIS
GEORGES CARRÉ ET C. NAUD, ÉDITEURS
3, RUE RACINE, 3

1899

A la mémoire de mon père.

A ma mère.

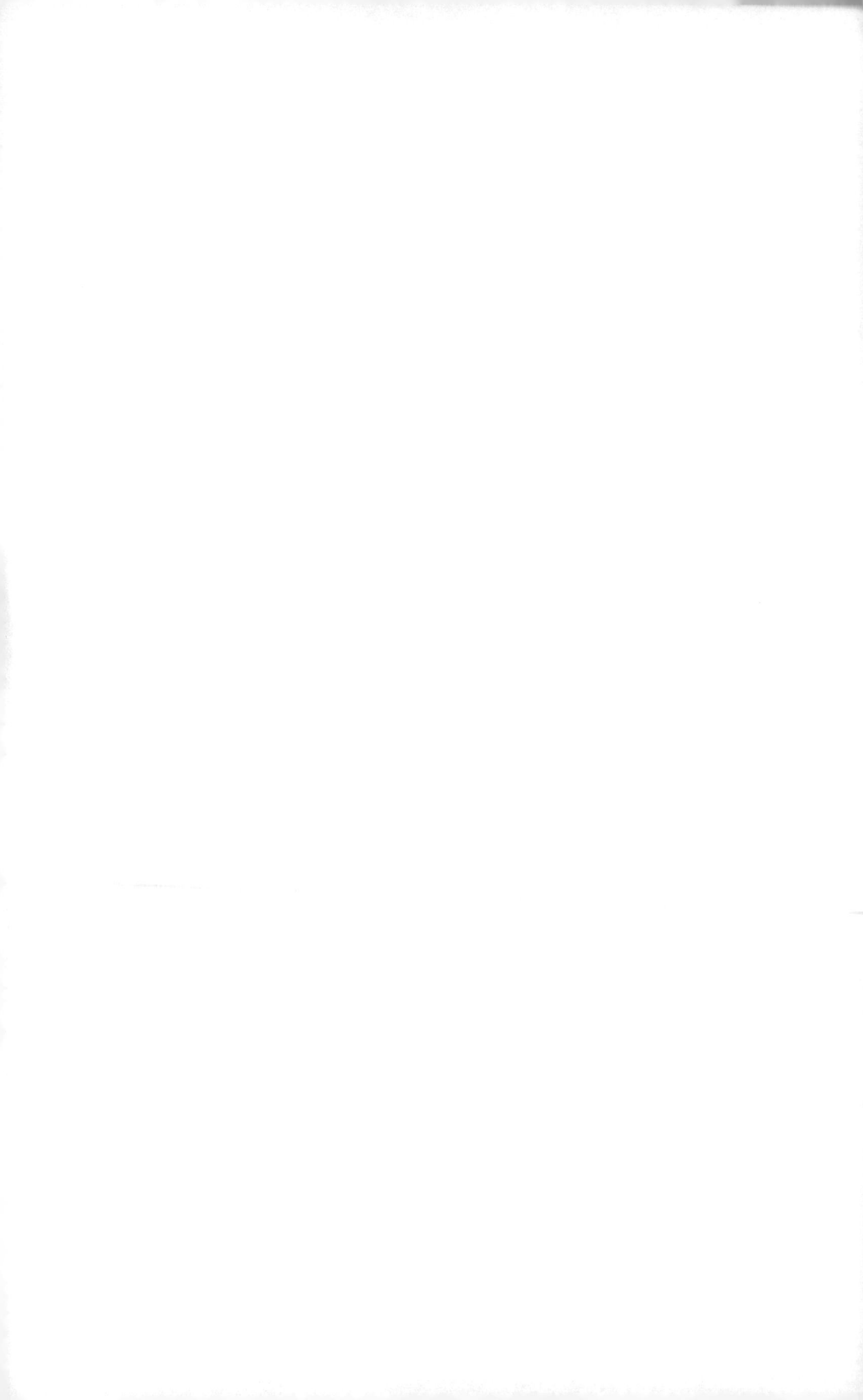

A M. LE DOCTEUR STAPFER

EX-CHEF DE LA CLINIQUE OBSTÉTRICALE ET GYNÉCOLOGIQUE
DE LA FACULTÉ DE PARIS

Je suis heureux, mon cher Maître, de pouvoir vous adresser ici les remerciements que je vous dois pour la bienveillance et la sollicitude que vous n'avez cessé de me témoigner depuis deux ans.

Conseiller de chaque jour, vous avez été pour moi l'exemple vivant de la probité scientifique la plus scrupuleuse. Vous m'avez montré quels brillants résultats elle produit, lorsqu'elle est accompagnée de l'esprit d'observation soutenu par une volonté tenace et réfléchie.

J'ai essayé de reproduire ici vos idées et d'en être le fidèle interprète. Tout imparfait qu'il puisse être, permettez-moi, mon cher Maître, de vous dédier ce travail, modeste témoignage de ma profonde reconnaissance et de mon inaltérable dévouement.

CHAPITRE I

Déviations muettes. — Déviations douloureuses. — Définition et division des rétrodéviations utérines. — Résumé symptomatologique.

Parmi les nombreuses altérations génitales de la femme, les rétrodéviations de l'utérus sont l'une des plus fréquentes. Toutes pourtant n'attirent pas l'attention du médecin. Un certain nombre passent inaperçues, et bien des femmes, présentant cette lésion, n'en ressentent aucun trouble. D'autres fois les rétrodéviations se révèlent chez les malades par des symptômes d'une intensité telle, qu'elles doivent avoir recours aux lumières du médecin et du chirurgien.

Nous sommes donc amené à nous demander pourquoi chez des femmes différentes, une même altération tantôt est inoffensive, tantôt provoque des douleurs très violentes dans les régions abdominale et lombaire, une sensation de pesanteur plus ou moins vive, sensation pouvant aller jusqu'à l'illusion de chute de l'utérus, le tout accompagné d'un état général plus ou moins mauvais.

Nous ne nous attarderons pas à l'étude des causes des rétrodéviations déjà citées par les auteurs, car à notre avis toutes les idées exposées jusqu'à ce jour sont erronées ou incomplètes. Nous croyons, et la clinique le prouve, que l'on a attaché trop d'importance aux lésions primitives en omettant les lésions secondaires qui sont pour nous capitales. Nous nous expliquerons d'ailleurs plus loin à ce sujet, lorsque nous étudierons les œdèmes.

L'engorgement (Lisfranc), la métrite (Broussais, Courty, Tillaux, Pozzi), le relâchement graduel des ligaments à la suite d'un accouchement, d'une fausse couche (Courty, Pozzi), altération de la structure du parenchyme utérin (dans les flexions) (Rokitanski), retard dans l'involution postpuerpérale, effort brusque ou chute (Schulze, Pozzi), la réplétion habituelle de la vessie (Schulze), la vulve béante et les déchirures du périnée (Doléris Schulze), telles sont les théories mises en avant jusqu'à ce jour. Disons, tout de suite que, pour nous, sans nier la valeur de *quelques-uns* de ces phénomènes comme cause *primitive* des déviations, la cause prochaine de la plupart d'entre elles réside dans les altérations chroniques des ligaments et nous n'entendons pas par là le simple relâchement. Seules les déviations survenant à la suite d'un effort brusque, d'une chute, s'établissent, sans altérations ligamentaires, préexistantes. Stapfer les nomme *luxations accidentelles ou traumatiques,* et qualifie les autres de *spontanées ou pathologiques.*

Au point de vue où nous nous plaçons, nous n'avons pas à diviser les rétrodéviations en flexions ou en versions ; nous ne nous occupons ici que des douleurs et de leurs causes ; celles-ci s'observent aussi bien quand l'axe utérin est fléchi (flexion) que lorsqu'il est rigide (version). Nous classerons donc toutes les rétrodéviations en non-douloureuses, que nous ne faisons que mentionner, et en douloureuses qui sont le sujet même de notre travail. En ce qui concerne la fixation ou la non-fixation de l'utérus rétrodévié, disons d'abord que la fixation n'implique pas toujours l'irréductibilité. Il y a des utérus en apparence solidement fixés qui deviennent réductibles par un traitement approprié. Il ne s'agit pas d'adhérences au sens propre du mot. Celles-ci sont même rares. C'est ce que M. Stapfer a appelé *pseudo-fixation*. Disons ensuite que la fixation n'implique pas non plus nécessairement la douleur. Il y a des utérus fixés qui ne sont point douloureux.

Nous essaierons de rechercher quelles sont, parmi toutes les lésions, celles qui provoquent chez les malades des phénomènes morbides et douloureux. Ces douleurs sont très variables, allant d'une gêne légère, d'une simple sensation de pesanteur, aux douleurs violentes, abdominales ou lombaires avec irradiation aux aines et aux cuisses et accompagnement presque constant de dysménorrhée menstruelle. Ces douleurs sont quelquefois sourdes et continues, presque toujours entremêlées de crises plus violentes, périodiques, bimensuelles ; parfois elles n'empêchent pas les malades de vaquer à leurs occupations ; parfois elles rendent tout travail impossible et peuvent même obliger la patiente à garder le lit, le moindre mouvement étant cause d'exacerbation de la douleur.

Il n'est pas de gynécologue qui n'ait constaté l'importance des troubles généraux dans certaines rétrodéviations. Un grand nombre de femmes ont des troubles de la locomotion allant de la simple gêne jusqu'à l'impotence absolue. Les fonctions digestives sont troublées ;

l'inappétence, les vomissements, la constipation sont fréquents. L'insomnie, provoquée par la douleur et l'excitation générale du système nerveux, empêche la malade de se remettre des fatigues de la journée. Alors surviennent l'amaigrissement, le teint plombé, une déchéance graduelle de l'organisme, et trop souvent la patiente devient la proie fatale de la neurasthénie.

CHAPITRE II

Aperçu historique et critique des causes de la douleur.

Courty (1), s'il fait jouer le rôle principal à l'altération des annexes, comme cause de la douleur, l'impute aussi à la déviation elle-même : « Je crois qu'elle contribue à accuser plus nettement les symptômes et à entretenir en même temps l'état morbide dont elle peut être tour à tour cause et effet... Je présume donc que les symptômes sont dus simultanément à l'excès du déplacement et à une complication ».

Nous ferons remarquer qu'il y a des utérus complètement renversés, qui ne provoquent aucune douleur. La douleur n'est donc pas due à la rétrodéviation elle-même.

De Sinety (2) pense que les accidents sont dus le plus souvent à la périmétrite et à la métrite concomitante.

Ce sont là, à peu près, les idées de Stapfer, puisqu'il a proposé de substituer au terme de péri et paramétrite celui de cellulite.

---

(1) Courty. Traité pratique des mal. de l'utérus, 1881.

(2) De Sinety. Traité pratique de gynécologie et des maladies des femmes, 1884.

Segond (1) écrit : « L'intégrité supposée des annexes est, je crois, la grande exception. En règle générale, chez les femmes atteintes de rétrodéviations adhérentes, les ovaires et les trompes sont presque toujours malades, et les lésions des annexes sont la vraie cause des souffrances ».

Comment expliquer alors que chez certaines femmes, dont les altérations annexielles sont insignifiantes, les douleurs sont atroces?

Comment expliquer encore que nous ayons débarrassé les malades de leurs douleurs sans avoir pu guérir leurs annexes? Mais nous les avions libérées et débarrassées de l'œdème ambiant et par le rétablissement de la circulation nous avions prévenu la récidive de l'œdème.

Baudoin (2), dans sa thèse sur les rétrodéviations, cite des observations (Tuffier, Routier, Lucas-Championnière), où l'ablation des annexes, sans hystéropexie, a été suivie de la cessation des douleurs.

Nous prétendons que dans ces cas, la suppression des annexes a fait disparaître les altérations qui, pour nous, sont la cause de la douleur, c'est-à-dire la cellulite. Stapfer a guéri une femme (3) *chez laquelle l'ablation* utéro-annexielle *n'avait eu d'autre résultat que de transformer une impotence relative en impotence absolue. Les vestiges des ligaments larges, le tissu cellulaire pelvien étaient le siège de la douleur persistante et aggravée. Guérison par la kinésithérapie, datant de quatre ans.*

---

(1) SEGOND. *Bull. et Mém. de la Société de chir.*, 1889.

(2) BAUDOIN. *Thèse*, Paris, 1890.

(3) Traité de kinésithérapie, Préface.

Pozzi (1) attribue la douleur à la métro-salpingite ; il ne considère la déviation que comme un facteur : « La déviation de l'utérus ne constitue pas à elle seule une maladie, mais seulement un facteur ou, pour mieux dire, un coefficient d'un état morbide complexe dans lequel le déplacement n'entre que pour une part variable ».

Pour Tillaux (2), la métrite serait la cause principale des phénomènes douloureux. « Il faut se préoccuper tout d'abord des complications, c'est-à-dire de la métrite, laquelle cause souvent par elle-même la déviation et, par conséquent, les accidents. Il est certain, et chacun de nous en a observé des exemples, qu'un traitement heureux, appliqué à la métrite, peut rendre aux femmes une santé parfaite, bien que l'utérus n'ait pas subi de modification appréciable dans sa position ».

Nous croyons que dans ces cas, en guérissant la métrite, on a supprimé la lésion secondaire que nous appelons œdème ou cellulite, et que partant, la disparition des douleurs a fait suite à celle des œdèmes qui ont disparu eux-mêmes, grâce au rétablissement de la circulation abdomino-pelvienne.

Pour Richelot (3), les rétrodéviations peuvent être douloureuses, en dehors de toute lésion infectieuse de la cavité pelvienne, chez les arthritiques nerveuses, chez les vierges même, par suite du relâchement des

---

(1) Pozzi. Traité de gynécologie, 1892.

(2) Tillaux. Traité de chirurgie clinique, 1894.

(3) Richelot. Communication faite au Congrès de gynécologie, d'obstétrique et de pédiatrie, tenu à Marseille en octobre 1898.

tissus fibreux et, en particulier, des ligaments utérins. L'utérus serait en même temps congestionné et névralgique. La douleur et la congestion seraient entretenues par la position vicieuse, les troubles vasculaires qui en résultent, la flexion au niveau de l'isthme, les compressions anormales.

Cette communication, faite au dernier congrès de Marseille, semble inspirée par les travaux antérieurs (1) *de M. Stapfer.*

L'absence évidente de lésions *infectieuses* dans certains cas, l'existence des rétrodéviations chez les vierges, *les troubles circulatoires* enfin, qu'il a appelés *Générateurs ou accumulateurs de la misère gynécologique*, tout cela touche au fond même des idées dont il poursuit la démonstration depuis sept ans.

---

(1) Cellulite, paramétrisme, fixation. *Congrès de Rome*, 1894. — Considérations sur les rétrodéviations de l'utérus. *Congrès de Bordeaux*, 1895. — Valeur diagnostique et thérapeutique du traitement kinésique. — Cure manuelle des rétrodéviations. *Congrès de Genève*, 1896. — Traité de kinésithérapie gynécologique, 1897.

CHAPITRE III

Des œdèmes abdomino-pelviens causes de la douleur dans les rétrodéviations douloureuses.

§ I

Depuis deux ans que nous avons l'honneur de travailler sous la direction du Dr Stapfer à la clinique Baudelocque, nous avons eu l'occasion de voir traiter et de traiter personnellement un grand nombre de rétrodéviations douloureuses et adhérentes : or, chose curieuse, si nous n'avons jamais vu et si M. Stapfer n'a vu que rarement des utérus rester en antéposition après le traitement, nous avons eu du moins presque toujours la satisfaction de voir les phénomènes morbides disparaître, les malades reprendre leurs occupations et symptomatiquement guéries, sans modification appréciable dans la topographie des organes, avec cette grosse différence qu'ils étaient mobilisés relativement ou absolument. — A quoi attribuer ces résultats ?

Mon ami et collègue le Dr Geoffroy Saint-Hilaire, assistant du Dr Stapfer à la clinique Baudelocque, a soutenu au mois de juillet dernier une thèse sur « les œdèmes abdomino-pelviens en gynécologie. Nous n'avons à reprendre ni la description du tissu cellulaire pelvien, ni celle des œdèmes dans leurs différentes modalités, dans leur genèse, dans leurs causes et dans leurs conséquences. Nous renvoyons le lecteur à sa thèse.

Nous nous contenterons, touchant les rétrodéviations, de relever au point de vue clinique et thérapeutique, les rapports intimes et constants qu'il y a entre ces œdèmes, la douleur et la fixation. Nous montrerons, dans de nombreuses observations, les unes communiquées par notre maître M. Stapfer, les autres personnelles, que chaque fois que les œdèmes péri-utérins et ligamentaires diminuent, les utérus se mobilisent relativement ou absolument et les douleurs disparaissent.

Si l'on n'a pas attaché à ces œdèmes l'importance considérable qu'ils méritent en raison de leurs rapports avec les altérations génitales de la femme, c'est que les auteurs ne les décrivent pas ou ne leur accordent pas en gynécologie la place prépondérante que leur donne Stapfer. *C'est,* comme il le dit, *que les œdèmes sont perceptibles cliniquement et non anatomiquement. De plus on n'apprécie la haute importance de cette lésion* BANALE *qu'en examinant et massant la même malade tous les jours au cours d'une période intermenstruelle.*

Les auteurs qui ont mentionné les œdèmes sont rares. Cependant Geoffroy Saint-Hilaire en a cité plusieurs. Ils sont implicitement compris dans l'idée de Nonat qui localisait les inflammations péri-utérines dans le tissu

---

(1) Voir Chéron. État actuel de la question des inflammations pelviennes. *Revue médico-chirurg. des mal. des femmes.* Paris, 1892, t. XIV, 645-663.

cellulaire sous-péritonéal, situées entre l'utérus et la vessie, en avant ; entre les lames du ligament large, sur les côtés ; entre l'utérus et le rectum en arrière. Cette localisation des lésions inflammatoires péri-utérine a été également défendue par Simpson et Graily-Hewet en Angleterre, par Weit en Amérique, Pirogoff et Virchow en Allemagne.

Lucas-Championnière (1) a parlé des œdèmes dans une page que nous voulons citer complètement. « Quand on observe au début des phlegmons péri-utérins, après l'accouchement par exemple, on sent sur les côtés du col, assez près du doigt, des tuméfactions, des empâtements plus ou moins étendus. Ce sont eux qui ont mérité les noms variés de phlegmon péri-utérin, périmétrite, cellulite pelvienne. *La lésion que l'on observe en ce moment est bien dans le tissu cellulaire péri-utérin.* Ce tissu existe, quoiqu'on en ait dit, non seulement sur les parties latérales de l'utérus, mais en avant et en arrière du col, quoique plus rare. Mais partout c'est un tissu cellulaire séreux, peu chargé de graisse, comparable à celui du prépuce ou des paupières par exemple. Comme celui-ci, il est susceptible d'un œdème rapide et laissant peu de traces après la mort, Aussi lorsque le sujet vient à mourir, sauf les cas graves de puerpéralité, le tissu cellulaire est affaissé, malgré cet énorme boursouflement observé pendant la vie. Après la mort que persiste-t-il ? En cas de puerpéralité on retrouve

(1) *Bull. et Mém. Société de chir.*, 1888, p. 930, n° 14.

dans ces points des lymphatiques purulents, plus haut quelques fausses membranes et les annexes adhérentes.....

« Mais les lymphangites peuvent aussi n'avoir déterminé aucune altération grave de la trompe et de l'ovaire et dans ces cas la lésion est constituée seulement par des adhérences autour de l'ovaire et de la trompe sains ».

Le Dr Geoffroy Saint-Hilaire a reproduit expérimentalement sur le cadavre la *variété séreuse* des œdèmes.

Il décrit (page 25) deux variétés d'œdèmes.

Les premiers, *œdèmes séreux,* résultant de l'accumulation des liquides dans le tissu cellulaire sous-péritonéal du petit bassin, par excès de transsudation sanguine, surviennent et disparaissent très rapidement. Les seconds, qu'il décrit sous le nom d'œdèmes fibro-plastiques, en donnant à ce mot son ancienne signification, c'est-à-dire œdèmes dérivant le plus souvent d'un processus inflammatoire, accompagnées d'altérations, de modifications des éléments du tissu conjonctif. Cette variété d'œdème n'est pas une infiltration diffuse ; elle forme des tumeurs de volume et de consistance variables pouvant aller jusqu'à la dureté d'une racine de choux — on la trouve surtout dans les vieilles chronicités, autour des organes lésés qui les ont engendrés. Les recherches histologiques de Geoffroy Saint-Hilaire présentent les œdèmes comme un état présclérеux.

L'existence des œdèmes, étant nettement établie cliniquement pour les œdèmes mous et durs, et expérimentalement pour les œdèmes mous, voyons leur rôle dans les rétrodéviations douloureuses.

Compagnons à peu près constants des rétrodéviations,

ordinairement infiltrant un seul des ligaments larges, quelquefois les deux, quand les petites lésions annexielles sont bilatérales, il produit des contractures, et à la longue des rétractions de ce ligament. De même que la contracture musculaire est un obstacle souvent insurmontable pour opérer la réduction d'une luxation, de même la contracture musculaire fixe momentanément et la rétraction définitivement l'utérus dans une position vicieuse, et cela d'autant plus que le ligament antagoniste se relâche.

Il est possible que les gros œdèmes jouent aussi un rôle dans la déviation par leur propre poids, en faisant basculer en masse l'utérus et ses annexes. Quoi qu'il en soit, voilà un phénomène qui a été décrit et observé minutieusement par M. Stapfer et qui rend indubitable le rôle des œdèmes dans la rétro-déviation.

M. Stapfer soignait une malade dont l'utérus était antéversé. Cette malade avait consulté préalablement deux chirurgiens des hôpitaux, dont l'un professeur à la Faculté. Celui-ci avait déclaré que l'utérus était en situation normale et qu'il existait simplement un peu de névralgie de l'ovaire du côté droit.

L'autre avait posé le diagnostic suivant : Utérus rétrodévié, incliné à droite avec volumineuse salpingite concomitante.

Ces deux diagnostics si contradictoires suffirent à M. Stapfer pour prendre cette malade en traitement. Pour lui, ni l'un, ni l'autre des chirurgiens ne s'était trompé, avec cette différence qu'il n'y avait probablement pas salpingite et surtout volumineuse salpingite, mais simplement œdème péri-salpingien intermittent.

Nous rappelons que lorsque M. Stapfer entreprit le traitement, c'était le diagnostic du professeur (utérus antéversé; légère névralgie de l'ovaire, annexes saines) qui était vrai.

Quelques jours plus tard, la malade étant entrée dans une période moliminaire (1), les annexes droites devinrent volumineuses et finirent par atteindre la grosseur d'une petite mandarine. *Au moment précis où l'œdème commença, l'utérus se dévia et se rétroversa.* Chaque fois que l'œdème disparaissait, l'utérus reprenait sa place spontanément.

Il s'agit bien, dans la majorité des cas où l'utérus est dit adhérent, de contracture ou de rétraction et non d'adhérence par néo-membranes consécutives à des poussées de péritonite partielle. La preuve est faite pour ceux qui pratiquent journellement le massage en gynécologie. Bien des fois, alors que l'on examine pour la première fois une malade chez laquelle on trouve un utérus immobile, avec empâtement ligamentaire d'un côté, ou bien avec un ligament de Douglas, épaissi et dur, on est étonné de sentir, au fur et à mesure que l'on pratique le palper-massage, on est étonné, dis-je, de sentir ces empâtements fondre sous les doigts, de constater l'assouplissement progressif des ligaments, et de voir que l'utérus, qui tout à l'heure était complètement immobile, se redresse avec la plus grande facilité, et cela sans que la malade se soit

(1) Voir plus loin le rôle que M. Stapfer fait jouer aux molimens dans les œdèmes.

aperçue du moment où la réduction s'est faite. Ainsi se trouve justifié le terme : pseudo-fixation (Stapfer).

Voici ce que dit M. Stapfer au sujet des pseudo-fixations dues aux altérations ligamentaires :

« J'ai traité (1896) 35 utérus, rétroversés, fixés. Trois l'étaient, je suppose, par soudure consécutive à l'inflammation de la séreuse.

« Dans un cas seulement, cette soudure ne laissait aucun doute, le rectum adhérent étant entraîné par les manœuvres de réduction. Dans les deux autres cas je me fonde sur les accidents pelvi-péritonitiques antérieurs, nettement décrits par la malade.

« Les 32 utérus qui restent étaient à mon sens déviés et fixés par cellulite chronique ; latéro ou rétrodéviation, fixation par l'une des cornes ou par l'isthme, c'est-à-dire par le sommet ou par la base de l'un des ligaments larges raccourcis ; mais on peut objecter que j'affirme sans preuve, l'existence de la cellulite chronique dans ces cas, malgré ce mode de fixation tout spécial qui prouve l'action ligamentaire. Soit. Sur ces 32 utérus j'en rejette 8 que je n'ai pu libérer. Etaient-ils fixés par adhérences ou comme je le crois par rétraction du tissu lamineux ? Peu importe, je les laisse de côté, j'en abandonne encore trois que j'ai antéversés séance tenante bien qu'ils parussent irréductibles et que l'un d'entre eux ait été déclaré adhérent par un chirurgien des hôpitaux, car on peut soutenir que ces utérus étaient en réalité libres et que mon habileté ou plutôt le procédé de Brand a simplement triomphé de résistances pariétales ou viscérales.

« Maintenant, voici réunis en une seule description

divers phénomènes constatés dans le temps que j'ai mis à réduire les autres utérus et qui me semblent démontrer d'une manière irréfutable l'absence de soudure et l'existence des altérations du tissu conjonctif ».

« Ces utérus ont été mobilisés, puis réduits dans un temps variable, rarement moindre que 3 mois, sans violence, presque sans effort. De simples frictions circulaires exercées sur le paquet viscéral et sur les flancs de l'organe permettaient à l'index explorateur d'imprimer des mouvements au fond et au col par le vagin ou par le rectum. Il se soulevait, pour ainsi dire de lui-même, au-dessus de la concavité sacrée pour y retomber et s'immobiliser de nouveau surtout au moment des molimens. Dans la plupart des cas, après un traitement plus ou moins long, l'ovaire et la trompe du côté fixé, jadis confusément senti ou même deviné dans une masse molle et pâteuse, se divisaient et s'isolaient, alors la réduction pouvait être opérée. Dès qu'elle était faite, l'utérus diminuait d'un tiers et j'ai souvent remarqué que les ligaments antérieurs loin d'être relâchés avaient conservé leur élasticité et leur souplesse, car ils la retrouvaient de suite, sauf autour des annexes du côté où la fixation avait existé. Là ils restaient durs et épais. Le lendemain du jour de la première réduction on retrouvait l'utérus rétroversé. Le travail était à recommencer, et ainsi de suite tous les jours, mais de plus en plus facilement avec des retards et même des reculs lors des molimens. Dans la minorité des cas on est arrivé au maintien de l'antéposition, d'un jour à l'autre, et c'est constamment à la veille des règles, quelquefois au milieu de la période intercalaire, c'est-à-dire au moment de l'assouplissement physiologique que ce progrès s'est révélé, il était lié à la disparition de la cellulite péri-annexielle du côté originellement fixé. Cette disparition se manifestant par le moindre volume de l'ovaire et de la trompe et le retour à la souplesse du ligament correspondant. De pareils faits ont suffi pour me persuader que je n'avais pas eu affaire à des adhérences par soudure, et qu'il existait une variété commune de fixation causée par les altérations du tissu lamineux, sans inflammation de la séreuse et entretenues par la vaso-dilatation périodique ; mais une heureuse rencontre m'en fournit la très belle et très convaincante démonstration que voici :

« J'ai soigné en 1893-1894 une femme qui souffrait depuis 9 ans d'une rétroversion douloureuse. On avait proposé de lui ouvrir le cul-de-sac postérieur pour détruire les *adhérences*. Utérus couché et fixé dans le diamètre oblique, fond à droite, col à gauche. Ovaire correspondant tuméfié, immobile atrocement douloureux. La malade marchait à petits pas, courbée en deux, au début du traitement qui a duré 14 mois. Durant ce temps, je suis arrivé à diminuer l'utérus, à le mobiliser relativement et par exception, une fois, la veille des règles, à le réduire. La malade conservait la facilité de marcher que je lui avait assez promptement rendue et que j'entretenais. Les crises périodiques douloureuses étaient très atténuées ; de guerre lasse, je l'abandonnai. En 1895 elle est venue me voir, son utérus était rétroversé, irréductible. Elle vaquait à ses occupations dans l'intervalle des crises dont l'atténuation persistait.

« En 1896 elle est venue me consulter pour des troubles généraux qui me parurent *a priori* d'origine vaso-motrice et imputables à la ménopause, car cette femme approchait de 50 ans. Elle n'avait pas eu ses règles depuis 6 mois et ne souffrait plus du ventre.

« Je l'examinai par curiosité et voici ce que je trouvai à ma grande stupéfaction et satisfaction : utérus antéversé, fond en contact avec la symphyse, paramètre souple et élastique. Y a-t-il, je le demande, plus éclatante démonstration de l'existence de la cellulite, de son influence sur les déviations et fixations, et de sa dépendance des troubles circulatoires ».

Ajoutons ici que la contracture ou la rétraction ne sont pas seules en cause. Les ligaments pour soutenir efficacement l'utérus et ses annexes sont doués d'une certaine élasticité, ils ont des propriétés toniques. Sous l'influence de ces infiltrations, les propriétés toniques sont atteintes, et les ligaments, pour ainsi dire paralysés, passagèrement, il est vrai, sont incapables de remplir leurs fonctions, si un traitement approprié, en l'espèce il s'agit du massage, ne vient pas leur rendre leur élasticité et leur tonicité.

Ces altérations ligamentaires sont si bien cause de la douleur que, dès qu'elles ont cédé à un traitement rationnel, la malade ne ressent plus aucune des souffrances parfois intolérables qui l'avaient amenée à consulter le médecin. Mais il faut savoir que l'œdème intraligamentaire, et les altérations qui en résultent avec tout leur cortège d'infirmités ne cèdent que lentement dans les vieilles chronicités.

Marche des œdèmes. — La cellulite est sujette à des

variations *périodiques*. Il y a dans le cours du traitement de bonnes et de mauvaises périodes des alternatives de rechute et de progrès. Ces progrès sont surtout manifestes quelques jours avant les règles ou quelques jours avant le milieu de la période intercalaire. Il arrive alors dans certains cas que l'on constate le redressement spontané de l'utérus, l'assouplissement ligamentaire, et la disparition des douleurs, le tout coïncidant avec la résorption des œdèmes, qui eux-mêmes ont disparu avec la stase sanguine abdominale qui les avait provoqués, tout cela sous l'influence de la suractivité circulatoire qui précède l'arrivée des règles ou le milieu de la période intercalaire.

Inversement, à l'époque des molimens, telle malade qui ne souffrait plus arrive un jour désespérée à la consultation. Elle se trouve de nouveau dans le même état qu'au début du traitement. Les douleurs qui étaient apaisées ont repris leur acuité primitive. Elle se plaint de pesanteur dans le bas-ventre et marche difficilement. A l'examen on constate que l'utérus qui était très mobilisable, la veille encore, est solidement fixé, que les ligaments sont douloureux, durs et rétractés. Si l'on se reporte à la date des dernières règles tout s'explique.

Nous sommes du 8e au 10e jour de la période intermenstruelle, la cause des phénomènes dont nous venons de parler est le molimen intercalaire signalé plus haut, auquel le Dr Stapfer, qui l'a si bien décrit, attache à juste titre une importance capitale (1). Poussée congestive, avec

---

(1) M. Bouilly, en 1897 (*Revue de chir. et de gynéc. abdominale*), et plus récemment le Dr Fabrine (*Thèse*, janvier 1899), ont décrit ces mo-

production de cellulite et comme conséquence fixation de l'utérus, contracture ligamentaire et douleurs, voilà ce qui vient de se produire. Si, ce qui arrive quelquefois, ce molimen intercalaire de simplement congestif devient hémorragique la détente se produit et tout rentre comme par enchantement dans l'ordre. — D'autres fois c'est simplement une petite perte blanche qui amène la détente. L'œdème n'envahit pas seulement les ligaments. Il peut siéger également dans tout le tissu cellulaire du petit bassin. Là encore sa présence est une cause de douleurs, et là aussi sa disparition coïncide avec la cessation des douleurs. Tout ce qui a été dit à propos de l'œdème intra-ligamenteux s'applique à tous les œdèmes abdomino-pelviens.

---

lemen. Mais l'exposé le plus complet de la question se trouve dans les travaux de M. Stapfer, publiés bien avant ceux que nous venons de citer.

OBSERVATIONS

Observation I

Ch. P...

État local et général au début du traitement.

Rétroversion. Marche pliée en deux quand elle peut marcher. Douleurs abdomino-lombaires. Utérus allongé, irréductible, immobile. Ovaire droit un peu gros, très douloureux au toucher.

Irradiation dans le flanc et la cuisse du même côté. Rectum douloureux. Entérite pseudo-membraneuse. Règles insuffisantes, retardées.

Traitements antérieurs.

Cautérisations.

Durée du traitement kinésique.

Du 9 juin au 28 juillet 1893.

Modifications au cours du traitement.

La marche s'améliore très promptement. L'utérus se mobilise. Les règles restent insuffisantes, — on s'abstient de gymnastique congestionnante, — mais elles sont moins douloureuses.

Reprise du traitement.

Du 9 octobre 1893 à la fin de juillet 1894. L'utérus peu à peu se laisse soulever. Les trompes, jusque-là recroquevillées, roulées en paquet, se déroulent. Le 1er juin la mobilisation est parfaite et l'utérus antéversable, mais il reprend ensuite sa position vicieuse.

État local et général à la fin du traitement.

Utérus très diminué, pas toujours réductible. Sensibilité presque disparue.

Résultats éloignés.

En 1895, la malade est en ménopause, a un petit utérus **en situation normale, fond touchant la symphyse.**

Observation II

D...

État local et général au début du traitement.

Gros utérus rétrodévié, en apparence fixé. Tel est le motif qui a déterminé son médecin à nous l'adresser après opération.

Traitements antérieurs.

Curettage.

Durée du traitement kinésique.

Du 13 au 17 novembre 1893.

Modifications au cours du traitement.

L'utérus est réduit et antéversé dès la première séance. Cette opération est renouvelée pendant les quatre jours que durent le traitement, sans que la femme s'aperçoive de l'opération.

État local et général à la fin du traitement.

L'utérus diminue de volume dès qu'il est redressé. Traitement abandonné par la malade immédiatement soulagée.

Observation III

S..., cuisinière.

État local et général au début du traitement.

Utérus enclavé, très volumineux, rétroversé. Corps dur comme un pieu. Col sain. Teint cachectique. On se pose la question d'un cancer primitif du corps. Débilité générale. Marche très difficile. Ne retient plus ni matière ni gaz depuis une opération pratiquée à l'anus pour une fistule. Les sphincters paraissent détruits.

Traitements antérieurs.

Opération à l'anus.

Durée du traitement kinésique.

Du 15 avril au 25 juillet 1895.

Modifications au cours du traitement.

La consistance de l'utérus se modifie. Il n'y a donc pas cancer.

État local et général à la fin du traitement.

Utérus irréductible, moins gros, séparé d'une tumeur droite occupant le voisinage du pli inguinal et qui doit être l'ovaire. La malade mange, dort et marche comme elle n'avait pu le faire depuis plusieurs années. Quitte Paris.

Observation IV

B...

État local et général au début du traitement.

Utérus rétrofléchi, irréductible, très volumineux, très mou. Pertes de sang continuelles. Affaiblissement graduel. État général mauvais. Fièvre le soir. Toux. Poumons considérés comme suspects. Pas d'examen bactériologique.

Durée du traitement kinésique.

Du 19 avril au 26 juillet 1893. Continu.

Modifications de l'état local et général pendant la durée du traitement.

Il suffisait, avant le traitement, de toucher cette malade pour qu'elle perdît du sang. Dès le 24 mai, les règles sont normales et dès lors il n'est plus question d'écoulement sanguin dans la période intercalaire. Les forces reviennent; la toux, la fièvre vespérale cessent. La marche devient normale. L'utérus diminue de volume, en ce sens que le paquet oophoro-salpingien, œdématié qui formait avec lui une grosse masse indistincte s'en détache. On s'abstient de toute manœuvre de réduction exigeant un effort.

Reprise du traitement.

Du 15 octobre au 15 novembre 1893.

État local et général à l'issue du traitement.

Bien réglée. Bon état général. Utérus réductible. Se contractant pendant le massage. Trompes œdématiées.

Résultats éloignés.

Ces résultats se maintenaient en 1897.

Observation V

G...

État local et général au début du traitement.

Utérus rétrodévié, très haut, fixé à droite. Annexes inexplorables. Crises douloureuses périodiques correspondant au milieu de la période intermenstruelle, qualifiées de coliques hépatiques.

Durée du traitement.

De janvier à mars 1895, irrégulier.

Modifications de l'état local et général au cours du traitement.

Utérus mobilisé et irréductible. Une crise douloureuse en janvier, au commencement de février et en mars.

État local et général à la fin du traitement.

Utérus irréductible parce qu'il est trop haut situé pour les manœuvres de réduction. Il est mobile.

Résultats éloignés.

En 1895, on pratique l'hystéropexie. En 1897, la malade, souffrant, nous revient. L'utérus a repris sa position vicieuse. Soulagement rapide par un traitement trop court.

Observation VI

D...

État local et général au début du traitement.

Souffre depuis 18 mois. Pesanteur.

Marche difficile ou impossible. Dito pour la station debout et assise prolongée. Pertes glaireuses. Utérus rétroversé, fixé, un peu gros. Col volumineux. Rectum douloureux.

Traitements antérieurs.

Électricité.

Durée du traitement kinésique.

Du 20 janvier au 15 mars 1894.

Modifications au cours du traitement.

L'utérus se mobilise, on le réduit dans le courant de février.

État local et général à la fin du traitement.

Utérus très petit. Pertes à peu près nulles. Douleurs disparues. La réduction utérine n'est que temporaire.

Observation VII

M...

État local et général au début du traitement.

Utérus rétrofléchi, douloureux, irréductible.

Durée du traitement.

Du 18 octobre au 18 décembre 1896.

Modifications au cours du traitement.

Le 26 octobre. L'utérus mobilisé est mis en situation verticale par la méthode recto-vaginale, dans la station debout. Le 29 utérus antéversable dans le décubitus horizontal.

État local et général à la fin du traitement.

Le 28 décembre, utérus réductible par la voie recto-vagino-abdominale. La malade abandonne le traitement.

Observation VIII

P...

État local et général au début du traitement.

Utérus rétrodévié fixé. *Induration du ligament large gauche* Douleurs abdomino-lombaires. Incapacité de travail. Marche difficile ou impossible. Accident imputable à une fausse couche suivie d'infection par une sonde. Stérilité.

Traitements antérieurs.

Bains. Injections. Repos. Curettage.

Durée du traitement.

Du 30 octobre 1893 au 15 juin 1894.

Modifications de l'état local et général pendant le traitement.

Le col utérin se mobilise. Le corps reste longtemps immobile. Le ligament large se modifie très lentement. L'état général s'améliore. La marche est de plus en plus aisée. Règles insuffisantes.

Reprises du traitement.

En 1895 pendant 2 mois sans continuité, les douleurs avaient reparu. En 1896-97 pendant 3 mois, d'une façon continue, jusqu'à mobilisation complète des organes.

État local et général à la fin du traitement.

L'utérus est facilement antéversable. Il se met spontanément *in situ* dans la situation debout.

L'induration du ligament large est réduite à un noyau situé près de la corne gauche et qui est peut-être l'ovaire. État général excellent. Stérilité.

Observation IX

D...

État local et général au début du traitement.

Rétroversion douloureuse. Utérus irréductible, le fond occupe la concavité sacrée. Les annexes indélimitables font probablement partie de cette grosse tumeur œdémateuse très douloureuse. Marche difficile.

Traitements antérieurs.

Injections. Cautérisations. Repos.

Durée du traitement kinésique.

Du 2 novembre 1893 au 15 mars 1894.

Modifications au cours du traitement.

Les annexes se dégagent peu à peu de la tumeur sacrée,

qu'elles constituaient pour une notable part. Le fond de l'utérus est donc haut situé.

État local et général à la fin du traitement.

Utérus irréductible. Fond sous le promontoire. Annexes libérées. La malade a encore de la pesanteur. La marche est facile à condition de ne pas la pousser jusqu'à la fatigue. Traitement abandonné par la malade.

Observation X

R...

État local et général au début du traitement.

Rétrodéviation mobile de l'utérus, très gros et très mou. Annexes œdématiées. Marche difficile. Pesanteur. Douleurs de reins. Violentes crises de souffrances.

Traitements antérieurs.

Injections.

Durée du traitement kinésique.

Du 20 octobre 1892 à mars 1893 avec interruption de 1 mois.

Modifications de l'état local et général pendant la durée du traitement.

Diminution du volume de l'utérus. Réduction toujours difficile à cause de la profondeur du bassin et de l'épaisseur des parois abdominales. Pesanteur disparue. Crises douloureuses atténuées.

État local et général à l'issue du traitement kinésique.

Utérus de volume presque normal.

Toujours rétrofléchi. Disparition de tous les symptômes morbides.

Résultats éloignés.

En 1897, le succès ne s'était pas démenti.

Observation XI

P...

État local et général au début du traitement.

Souffre depuis l'âge de 15 ans. Retards de règles. Dysménorrhée. Pertes blanches. Douleurs augmentées après mariage. Utérus rétroversé douloureux. Marche difficile. Rectum douloureux.

Durée du traitement.

Du 7 février au 10 mars 1894.

Modifications au cours du traitement.

L'ovaire gauche, gros et douloureux, est appliqué contre la paroi du bassin. La trompe du même côté est œdématiée. L'utérus est ordinairement tiré à droite. Peu à peu les douleurs s'apaisent et l'utérus se mobilise.

État local et général à la fin du traitement.

Utérus mobile non réductible. Règles sans douleurs. La malade, contre toute prudence, quitte le traitement, se croyant guérie.

Observation XII

C...

État local et général au début du traitement.

Douleurs abdomino-lombaires depuis 7 ans. Souffre par crise. Avances menstruelles. Angoisses, étouffements. Pesanteurs. Marche difficile. Utérus rétrodévié immobile. Annexes un peu œdématiées.

Traitements antérieurs.

Repos. Injections.

Durée du traitement kinésique.

Du 15 octobre au 5 décembre.

Modifications au cours du traitement.

Mobilisation de l'utérus. Nervosité extrême qui s'exagère quand le massage est mal fait ou trop prolongé. Réduction de l'utérus. Règles à l'époque normale.

État local et général à la fin du traitement.

Utérus antéversé. Traitement insuffisant.

Observation XIII

H...

État local et général au début du traitement.

Souffre depuis 4 ans à gauche, depuis un mois à droite. De ce côté tumeur œdémateuse péri-annexielle du volume d'une orange. Léger empâtement gauche. Utérus gros, tiré en arrière, peu mobile, se confondant à la tumeur droite.

Durée du traitement.

Du 1er février au 11 mars 1896.

Modification au cours du traitement.

Mobilisation et délimitation de l'utérus qu'on sépare de la tumeur droite. Diminution de cette tumeur.

État local et général à la fin du traitement.

Utérus antéversé. Œdème péri-oophoro-salpingien fugace. Disparition de la douleur. La malade abandonne le traitement.

Le 27 mai 1896, l'utérus très mobile, encore trop gros. Trompes et ovaires aisément délimitables, prolabés, œdématiés.

Observation XIV

L...

État local et général au début du traitement.

Douleurs abdomino-lombaires datant d'un curettage pratiqué pour des métrorragies et suivi de succès. Utérus mobile, gros, rétrofléchi. Œdème péri-annexiel droit et gauche. Rectum douloureux. Travail régulier impossible.

Traitements antérieurs.

Curettage.

Durée du traitement kinésique.

Du 14 février au 23 mars 1894, continu.

Modifications au cours du traitement.

L'utérus est réduit par le massage dès la première séance et s'antéverse. Cette antéversion se maintient spontanément et s'accentue. Grossesse soupçonnée pour cette raison. Tumeur œdémateuse oophoro-salpingienne droite grosse comme une petite mandarine. Ligament de Douglas droit épais et douloureux et rapproché du rectum. Les règles ne font pas apparition. Continuation du traitement. L'œdème se forme, tantôt à droite, tantôt à gauche. L'utérus est incliné du côté œdématié et douloureux avant massage. Ovaire droit gros comme une noix. Diminution des pertes.

Reprise du traitement.

A partir du 23 mars, irrégulier, tous les dix ou quinze jours pendant deux mois, sur la demande de la femme qui en éprouve un soulagement immédiat et durable.

État local et général à la fin du traitement.

Grossesse confirmée. Disparition des œdèmes et de la douleur. Travail repris.

Résultats éloignés.

Accouchement à terme.

Après l'accouchement, métrorragies. Nouveau curettage. Douleurs vives; allaitement. Ablation des annexes par la voie vaginale. (Renseignements fournis par la malade.)

Observation XV

Y...

État local et général au début du traitement.

Douleurs abdomino-lombaires. Travail impossible. Règles avancées. Utérus rétrodévié immobile, gros annexes indélimitables. Rectum douloureux.

Traitements antérieurs.

Injections. Repos.

Durée du traitement kinésique.

Du 27 octobre 1895 à la fin de juin 1896, irrégulier.

Modifications au cours du traitement.

Mobilisation et réduction temporaire de l'utérus. Trompe et ovaires œdématiés, douloureux et fixés. L'œdème se reproduit sans cesse.

Reprises du traitement

En 1897, pendant trois mois.

État local et général à la fin du traitement.

On n'est jamais parvenu à libérer les annexes. L'œdème douloureux ne disparaît pas. Les règles sont toujours avancées. La gymnastique est très mal exécutée.

Observation XVI

M...

État local et général au début du traitement.

Fausse couche huit mois avant le traitement. Métrorragie consécutive. Curettage. Douleurs consécutives. Pesanteur. Marche difficile. Utérus rétrodévié. Œdème annexiel droit englobant la trompe et l'ovaire.

Traitements antérieurs.

Curettage. Repos de 4 mois.

Durée du traitement kinésique.

Du 5 janvier au 29 mars 1896.

Modifications au cours du traitement.

Diminution du l'œdème. Mobilisation de l'utérus. Amélioration de l'état général.

État local et général à la fin du traitement.

L'utérus très mobile se met en antéversion spontanée dans la station verticale. Dans le cul-de-sac postérieur un noyau d'œdème persiste. La sensation de poids n'a pas encore complètement disparu. Traitement abandonné par la malade.

Observation XVII

M. S...

État local et général au début du traitement.

Douleurs abdomino-lombaires succédant aux règles. Pertes

blanches. Utérus rétrodévié, gros et mou, mobile. Il reste mou et volumineux après réduction. Annexes droite et gauche œdématiées surtout à droite.

Traitements antérieurs.

Opération d'Emmet en 1892 ou 1893. Injections. Repos. Cautérisations.

Durée du traitement.

Du 1er avril au 5 mai 1895.

Modifications au cours du traitement.

Diminution du volume de l'utérus et des annexes.

État local et général à la fin du traitement.

Utérus rétrodévié relativement petit. Douleurs disparues.

Observation XVIII

P..., piqueuse de chaussures.

État local et général au début du traitement.

Ventre gros et dur. Utérus rétrodévié, gros, *irréductible,* trompes et ovaires œdématiés irréductibles. *Crises douloureuses.* Pesanteur.

Traitements antérieurs.

Pessaire.

Durée du 1er traitement kinésique.

Du 25 septembre 1892 au 27 juillet 1893.

État local et général à la fin du 1er traitement.

Assouplissement du ventre permettant le massage direct des organes. Utérus soulevable.

Disparition de la pesanteur et des douleurs.

Nota. — A constater que l'utérus est seulement soulevable, qu'il n'est pas réduit, qu'il persiste encore de l'œdème des trompes et des ovaires et que malgré cela, il y a disparition de la pesanteur et des douleurs.

Reprise du traitement en 1894 et en 1895 pendant 3 semaines.

État local et général après la reprise du traitement.

Utérus réductible, petit, de bonne consistance. Œdème fugace péri-oophoro-tubaire.

Résultats éloignés.

Excellents.

Observation XIX

V..., tapissière.

État local et général au début du traitement.

Douleurs abdomino-lombaires et pelvi-fémorales depuis un accouchement qui date de 15 mois. Suites de couches fébriles. Règles profuses, prolongées, presque subintrantes. Utérus rétrofléchi, immobile. Œdème péri-oophoro-salpingien. Ligaments de Douglas et isthme excessivement douloureux. Mauvais état général. Marche très difficile.

Traitements antérieurs.

Injections. Repos.

Durée du traitement.

Du 1er février au 8 mai 1896, irrégulier dans la seconde moitié.

Modifications de l'état local et général au cours du traitement.

Le 12 février, apparition des règles, roses, aqueuses, durée 6 jours. Le 29, marche beaucoup plus facile. Ventre moins douloureux ; l'appétit renaît. Le 4 mars, mobilisation et redressement incomplet de l'utérus. Le 16 mars, règles rouges. Arrêt le 20. La malade devient irrégulière. Prise de diarrhée, elle a recours à un médecin dont le traitement provoque une forte hémorragie.

On arrête par la gymnastique le sang.

En mai la malade va et vient comme elle veut.

État local et général à la fin du traitement.

Grande amélioration de l'état général et de l'état local. Utérus redressable, sans douleur, mais non antéversable ; plus petits corps et col, mais mou. Traitement abandonné par la malade.

Observation XX

S...

État local et général au début du traitement.

Utérus rétrodévié fixé à gauche, mou, gros corps et col. Les annexes droites paraissent saines. Annexes gauches indélimitables. Pertes blanches. Faiblesse générale.

Traitements antérieurs.

Injections. Repos.

Durée du traitement.

En juillet 1895.

Modifications de l'état local et général pendant le traitement.

Mobilisation de l'utérus. Amélioration de l'état général. Les annexes gauches sont œdématiées ; l'ovaire est douloureux.

Reprise du traitement.

Du 15 octobre 1895 au 15 janvier 1896.

État local et général à la fin du traitement.

Utérus mobilisé aisément réductible. Il se laisse placer sur la ligne médiane et reprend lentement son inclinaison à gauche. Les annexes de ce côté sont insensibles. État général bon.

Résultats éloignés.

Se portait bien en 1897.

Observation XXI

P...

État local et général au début du traitement.

Souffre depuis un accouchement qui date de 3 ans, de douleurs abdomino-lombaires. Pesanteurs. Sensation de béance et d'issue. Pessaire. Utérus mobile rétroversé. Corps et col gros. Pertes blanches. Œdème annexiel droit. Règles avancées. Marche et travail difficiles ou impossibles.

Traitements antérieurs.

Pessaire.

Durée du traitement.

Du 28 avril au 2 juillet 1894.

Modifications de l'état local et général au cours du traitement.

Action rapide sur la marche et les douleurs. La malade se couche sur les deux côtés, ce qu'elle pouvait faire depuis 3 ans sans souffrir. L'utérus s'antéverse spontanément au milieu du mois et la veille des époques. Pertes blanches (peut-être dues au pessaire supprimé) très vite disparues.

État local et général à la fin du traitement.

Utérus. Souvent antéversé, très diminué, col et corps. Œdème annexiel rare. Règles régulières.

Observation XXII

D...

État local et général au début du traitement.

Utérus rétroversé fixé, gros. Œdème péri-annexiel gauche. Avance des règles. Pertes blanches. Douleurs abdomino-lombaires. Marche difficile. Travail arrêté.

Durée du traitement.

Du 15 mai au 4 juillet 1894, continu. L'utérus diminue de volume et se libère peu à peu. Diminution des pertes blanches.

État local et général au début du traitement.

Utérus petit, mobile en position normale. Ovaire gauche, gros, prolabé, mais non douloureux. Les ligaments de Douglas encore sensibles.

Observation XXIII

S...

État local et général au début du traitement.

Stérilité. Rapports conjugaux atrocement douloureux. Utérus très rétrodévié, mobile, gros. Ovaire gauche prolabé. Œdèmes douloureux péri-oophoro-annexiels droits. Vaginisme. Marche très difficile. Rectum douloureux.

Traitements antérieurs.

Tampons. Massage. Électricité.

Durée du traitement.

En juin et juillet 1894.

Modifications de l'état local et général au cours du traitement.

Massage analgésique. On ne peut songer à la réduction tant la sensibilité est grande. Œdèmes sans cesse renaissants.

Reprises du traitement.

Du 10 octobre 1894 au 30 janvier 1895. En septembre, les règles n'ont pas été douloureuses ; ce qui n'était jamais arrivé depuis la puberté. On ne tente pas la réduction. On s'occupe des œdèmes ambiants, grande amélioration de l'état général. Marche très facile.

Du 7 au 20 mars 1895.

Le 20 mars l'utérus est réductible.

Du 15 au 25 avril parce qu'elle est enceinte et souffre au moment du molimen.

Les 11, 12 et 13 mai pour la même raison. On mobilise son utérus déjà lourd. On dissipe les œdèmes douloureux.

État local et général à la fin du traitement.

Utérus rétrodévié. Œdèmes douloureux disparus. État général excellent.

Résultats éloignés.

En 1895, grossesse, accouchement à terme. En 1897, seconde grossesse.

Observation XXIV

B...

État local et général au début du traitement.

Douleurs abdominales localisées à droite. Règles avancées. Utérus rétrodévié mobilisable, gros corps et col. Œdème annexiel droit. Marche impossible. Inappétence. Tremblements.

Durée du traitement.

Du 13 février au 24 mai 1895.

Modifications de l'état local et général au cours du traitement.

Réduction de l'utérus. Disparition de l'œdème. Amélioration de l'état général.

État local et général à la fin du traitement.

Aucune douleur. Utérus antéversé spontanément. Marche et travail faciles. Excellent appétit. Tremblements disparus.

Résultats éloignés.

En 1896, ces résultats se maintenaient.

Observation XXV

L...

État local et général au début du traitement.

Souffre depuis 8 ans. Pesanteurs. Marche impossible. Ménorragies si la malade ne reste pas au lit. Rétroversion de l'utérus gros et fixé probablement par des adhérences. Ovaires et trompes indélimitables, ligaments douloureux. Règles avancées. Pertes blanches survenant au milieu de la période intermenstruelle et terminant une crise de douleurs.

Mauvais état général.

Durée du traitement.

De février à juillet 1895.

Modifications de l'état local et général au début du traitement.

Les ovaires et les trompes sont complètement disloqués. La trompe gauche est en avant, non loin du pli inguinal. Elle ressemble à une chaîne de ganglions. L'état général s'améliore assez rapidement. Le col et le segment inférieur de l'utérus se mobilisent.

Reprise du traitement.

D'octobre 1895 à juin 1896. Grande amélioration de l'état général. Suppression des pertes blanches au moyen des mouvements gymnastiques exécutés deux fois par jour. Les règles avancent de nouveau depuis qu'on pratique des élévations.

État local et général à la fin du traitement.

Ménorragies depuis longtemps arrêtées. Trompe gauche toujours fixée. Utérus irréductible. Bon état général.

Observation XXVI

C...

État local et général au début du traitement.

Utérus rétrofléchi, mou, gros, irréductible. Volume exact inappréciable parce que trompes et ovaires œdématiés et douloureux se confondent avec le fonds. Méno et métrorragies. Mauvais état général.

Durée du traitement.

De décembre 1894 à avril 1895.

Modifications de l'état local et général au cours du traitement.

Délimitation de l'utérus, des ovaires et des trompes. Arrêt des ménorragies et des métrorragies.

État local et général à la fin du traitement.

L'utérus s'antéverse spontanément au milieu de la période intercalaire et la veille des règles. Il est diminué; pas toujours réductible, les annexes restant œdématiées et lourdes mais indolentes. Règles normales.

Résultats éloignés.

En 1897 ces résultats se maintenaient.

Observation XXVII

État local et général au début du traitement.

B...

Douleurs abdomino-lombaires et pelvi-fémorales. Utérus rétrodévié, mobilisable, irréductible, gros et dur. Volumineux œdème péri-oophoro-salpingien. Règles aqueuses, profuses, avancées, parfois subintrantes. Mauvais état général. Marche très difficile.

Traitements antérieurs.

Tampons. Repos. Injections. Pessaire. Massage.

Durée du traitement kinésique.

De décembre 1896 à mai 1897.

Modifications au cours du traitement.

Arrêt des pertes. Mobilisation de l'utérus. La réduction n'a été possible que dans les quinze derniers jours du traitement. Transformation de l'état général. Vertiges causés par les retards des règles qu'un traitement gymnastique énergique a déterminé.

État local et général à la fin du traitement.

Utérus réductible diminué d'un tiers, encore trop gros et trop dur. Trompe droite encore volumineuse et fixée.

Bon état général. Règles régulières retardées de deux jours seulement, dans les deux derniers mois du traitement. Les vertiges ont en conséquence disparu.

Résultats éloignés.

A la fin de 1897, l'amélioration continue, l'utérus lui-même diminue malgré la cessation du traitement.

Observation XXVIII

L...

État local et général au début du traitement.

Douleurs abdomino-lombaires et fémoro-pubiennes gauches, datant de l'avant-dernier accouchement. Marche difficile ou impossible sans souffrance. Utérus rétrodévié fixé. Œdème péri-oophoro-salpingien gauche.

Traitements antérieurs.

Electricité, massage.

Durée du traitement kinésique.

En mai et juin 1896.

Modifications au cours du traitement.

Diminution de l'œdème. Mobilisation de l'utérus.

État local et général à la fin du traitement.

Utérus réductible. Trompe et ovaire gauche aisément délimitables, prolabés et infiltrés.

Résultats éloignés.

A la fin de 1897, les résultats se maintiennent.

Observation XXIX

M..., couturière.

État local et général au début du traitement.

Douleurs lombo-sacrées consécutives à une fausse couche. Mauvais état général. Marche facile. Impossibilité de rester assise sans souffrir. Utérus de volume normal, rétrofléchi. Annexes œdématiées. Tumeur du volume d'une mandarine. Rectum douloureux.

Traitements antérieurs.

Curettage.

Durée du traitement kinésique.

De février au 25 juin 1896.

Modifications au cours du traitement.

Dès le 6 mars, la malade plus forte, appétit renaissant. Douleurs disséminées. Leucorrhée après massage. Le 16, la trompe droite, jadis volumineuse et dure, est peu œdématiée et molle. Les pertes après massage ne se reproduisent plus. Le 21 avril, poussée œdémateuse autour des trompes.

État local et général à la fin du traitement.

Excellent état général. Œdèmes fugaces. Utérus très mobile, vertical.

Observation XXX

D...

État local et général au début du traitement.

Utérus rétrofléchi, irréductible, douloureux, gros et mou. Œdème péri-oophoro-salpingien. Règles trop fréquentes, profuses, parfois subintrantes. Marche très difficile quand elle n'est pas impossible ; les malaises datent d'un accouchement en 1886(?).

Durée du traitement kinésique.

D'octobre au 31 décembre 1896.

Modifications au cours du traitement.

L'utérus est mobile. Les règles sont diminuées dès le premier mois. Les douleurs s'atténuent.

État local et général à la fin du traitement.

L'utérus est réductible. L'œdème n'existe plus. Les douleurs sont supprimées. La période intermenstruelle est de 28 jours. Marche facile.

Observation XXXI

G...

État local et général au début du traitement.

Rétroflexion. Utérus mou et gros, corps et col mobiles, irréductibles. Annexes œdématiées. Marche difficile. Prompte fatigue.

Traitements antérieurs.

Curettage.

Durée du traitement kinésique.

De la fin d'avril au milieu de juillet 1895.

Modifications au cours du traitement.

Amélioration de l'état général. Réductibilité de l'utérus qui diminue.

Reprise du traitement.

En 1896, pour une ménorragie probablement consécutive à une fausse couche. La malade ayant un retard de règles a exécuté la gymnastique congestionnante jusqu'à ce que le sang revînt ; arrêt de la métrorragie. Traitement d'un mois.

État local et général à la fin du traitement.

Utérus quelquefois antéfléchi, très diminué. Œdèmes péri-annexiels disparus. Transformation de l'état général.

Résultats éloignés.

En 1897, grossesse terminée par un accouchement prématuré à 7 mois.

La malade n'a pas été traitée pendant sa grossesse. L'accouchement prématuré aurait probablement été évité si elle avait pratiqué la gymnastique décongestionnante.

Observation XXXII

P..., cuisinière.

État local et général au début du traitement.

Utérus rétrodévié immobile; annexes immobiles, œdématiées. Pertes blanches. Règles irrégulières. Douleurs abdomino-lombaires. Douleurs sacrées une ou deux heures avant les garde-robes. Inappétence. Marche et travail difficiles.

Traitements antérieurs.

Opération d'Emmet proposée pour la guérir. Col largement déchiré.

Durée du traitement kinésique.

Du 17 mai au 25 juillet 1895.

Modifications au cours du traitement.

Mobilisation de l'utérus. Diminution des pertes blanches et de l'œdème péri-annexiel.

État local et général à la fin du traitement.

Utérus quelquefois réductible. Appétit, sommeil, facilité de locomotion, recouvrés. Visage coloré.

Observation XXXIII

B...

État local et général au début du traitement.

Crises douloureuses abdomino-lombaires. Marche souvent impossible. Utérus gros, corps et col, rétrofléchi, immobile. Œdème droit et gauche.

Traitements antérieurs.

Injections. Cautérisations. Repos prolongé.

Durée du traitement kinésique.

Du 2 décembre 1895 au 19 avril 1896.

Modifications au cours du traitement.

L'utérus se mobilise. L'œdème diminue et laisse délimiter les trompes et les ovaires irréductibles.

État local et général à la fin du traitement.

État général parfait. Utérus réductible mais non antéversable.

Résultats éloignés.

Les résultats se maintiennent en 1897.

La malade n'étant plus à Paris n'a pas été examinée. Il est possible que l'utérus soit devenu antéversable après le traitement. La continuation des progrès après un traitement suffisant et malgré cessation du traitement est fréquente.

Observation XXXIV

G..., couturière.

État local et général au début du traitement.

Douleurs abdominales, datant de 7 ans, sans origine précise. Règles irrégulières avancées depuis cette époque seulement. Utérus rétrofléchi, peu mobile. Ligament large, gauche œdémateux. Myo-cellulite des droits antérieurs au niveau du creux épigastrique.

Durée du traitement.

D'avril au 25 juillet 1896.

Modifications de l'état local et général au cours du traitement.

La période intermenstruelle devient plus longue. Les caillots disparaissent des règles, mais douleurs et œdèmes persistent. Le ventre dur et tendu met obstacle à un massage efficace des organes pelviens.

État local et général à la fin du traitement.

Les douleurs existent encore au début des séances. Le massage les apaise promptement.

Observation XXXV

Ch...

État local et général au début du traitement.

Douleurs abdominales et cruro-fémoro-pelviennes datant des premiers rapports sexuels. Utérus gros, mou, rétrodévié. Ligament large, droit raccourci. Ovaire correspondant un peu gros. La pression de cet organe éveille une douleur qui, au moment des crises devient intolérable. Rein droit mobile, variété respiratoire, à ressaut. Le membre inférieur droit exécute mal les exercices gymnastiques.

Traitements antérieurs.

Cautérisations. Injections. Repos.

Durée du traitement.

Du 3 avril au 11 mai 1896.

Modifications de l'état local et général au cours du traitement.

Œdème intermittent péri-oophoro-salpingien droit et péricæcal. Diminution rapide et antéversion de l'utérus. Apparition brusque d'une douleur extrêmement vive dans le membre inférieur. Le traitement n'a aucune action sur elle (varices du nerf sciatique?)

Résultats éloignés.

Amélioration très nette des organes abdomino-pelviens. L'œdème est de plus en plus rare ; l'utérus très petit est presque toujours antéversé. Le rein s'abaisse moins ; mais la crise douloureuse du membre inférieur se prolonge pendant plusieurs semaines après cessation du traitement qu'abandonne la malade obligée de quitter Paris.

L'ovariotomie, l'hystérectomie, l'ablation de l'appendice avaient été conseillées successivement à cette malade qui est devenue grosse peu après le traitement et est accouchée à terme.

Observation XXXVI

Th...

État local et général au début du traitement.

Utérus rétrodévié fixé à droite. Annexes droites indélimitables. Induration du ligament large droit. Ovaire gauche contigu à la corne utérine, gros, très sensible. Règles avancées et prolongées.

Durée du 1er traitement.

Juillet 1896.

État local et général durant le traitement.

Ankylose du membre inférieur droit (genou), ce qui rend impossible l'exercice gymnastique d'abduction fémorale. Par conséquent, grosses difficultés pour se rendre maître du sang. Ventre dur.

Reprise du traitement.

En octobre, novembre et décembre 1896 et en janvier 1897, mobilisation de l'utérus.

État local et général à la fin du traitement.

L'utérus se laisse mettre sur la ligne médiane. On perçoit les annexes droites petites et recroquevillées. Ovaire gauche encore sensible. Règles régulières. Traitement insuffisant.

Observation XXXVII

D...

État local et général au début du traitement.

Crises douloureuses datant de 3 mois. Utérus rétroversé, irréductible, qualifié d'adhérent par les chirurgiens précédemment consultés. Il le paraît en effet.

Durée du traitement.

Du 7 juin au 7 juillet 1893.

Modifications de l'état local et général pendant le traitement.

Dès la 4e séance on constate la mobilité de l'organe que l'on réduit à la 15e. Induration du ligament large droit.

État local et général à la fin du traitement.

Utérus mobile et réductible. Douleurs disparues. Traitement abandonné par la malade.

Observation XXXVIII

L..., couturière.

État local et général au début du traitement.

Douleurs abdomino-lombaires. Ménorragies. Utérus rétroversé, immobile. Œdème douloureux droit et gauche. Ovaire gros. Impossibilité de dormir sur le côté. Marche difficile. Rectum douloureux. Sensation de barre faisant obstacle au passage des matières.

Durée du traitement.

Du 27 décembre 1894 au 1er mai 1895.

Modifications de l'état local et général au cours du traitement.

Suppression des ménorragies. Mobilisation de l'utérus. Atténuation des œdèmes douloureux. Décubitus latéral et marche facile. Garde-robes sans douleurs quoique l'utérus reste rétroversé.

État local et général à la fin du traitement.

L'utérus n'a pu être réduit qu'une fois, à la fin d'avril. Les ovaires restent douloureux au toucher. Bronchite intercurrente. Traitement abandonné.

Amélioration sensible sans guérison complète.

Observation XXXIX

M...

État local et général au début du traitement.

Rétroflexion douloureuse. Utérus très gros, mobile. Pertes blanches. Règles avancées. Mauvais état général.

Durée du traitement kinésique.

Du 14 décembre 1893 au 29 juillet 1894.

Modifications au cours du traitement.

L'utérus est facilement et promptement réduit. L'état général devient bon. La gymnastique quoique bien pratiquée ne parvient pas toujours à retarder les règles.

Reprises du traitement.

A la fin de 1894, et au début de 1895 pour mettre à l'épreuve l'opération de l'élévation.

État local et général à la fin du traitement.

Utérus très diminué de corps. Col encore trop gros. L'élévation n'a donné aucun résultat au point de vue du maintien de l'antéversion. État général florissant.

Résultats éloignés.

En 1897 la malade se portait bien. *Statu quo* local.

Observation XL

D...

État local et général au début du traitement.

Obésité. Pesanteurs. Marche très difficile. Règles insuffisantes. Panniculite et myo-cellulite généralisée. Utérus rétrodévié et abaissé, mobile. Œdème douloureux intra-pelvien. Station assise douloureuse.

Traitements antérieurs.

Cautérisations. Pessaire.

Durée du traitement kinésique.

De novembre 1896 à mars 1897.

Modifications au cours du traitement.

Diminution des douleurs à mesure que la panniculite disparaît. La malade peut rester assise sans souffrir.

État local et général à la fin du traitement.

Douleurs supprimées. Pesanteurs disparues. Marche facile. Utérus très aisément réductible et plus haut situé. Grossesse.

Observation XLI

S..., domestique à tout faire.

État local et général au début du traitement.

Souffre depuis 11 mois, date du dernier accouchement. Utérus rétrodévié mobile. Col énorme et allongé. On croit à un allongement hypertrophique. Le museau de tanche touche la vulve.

Durée du traitement.

Du 7 février au 3 mars 1894.

Modifications au cours du traitement.

Amélioration très rapide malgré le dur métier de cette malade. Dès la première réduction on constate que l'allongement hypertrophique n'est qu'une apparence. Les 1er et 2 mars l'utérus est trouvé spontanément antéversé et de moindre volume. (Milieu de la période intercalaire.)

État local et général à la fin du traitement.

Utérus se mettant spontanément en antéversion. Douleurs disparues. La malade quitte le traitement se croyant guérie. Le 2 avril elle revient, souffrant, avec l'utérus gros rétroversé. On le lui réduit en la conseillant encore de revenir. Elle ne revient pas.

Observation XLII

B...

État local et général au début du traitement.

Abondantes pertes blanches d'origine utérine. Utérus de moyen volume quant au corps. Col très gros. Rétrodéviation. Marche difficile. Pesanteur. Aurait eu jadis le col ulcéré.

Traitements antérieurs.

Injections. Bains. Electricité.

Durée du traitement.

Du 25 septembre 1892 au 15 février 1893.

Modifications de l'état général et local au cours du traitement.

Le col se désœmatie rapidement. Les pertes diminuent. Les pesanteurs sont de plus en plus rares. La marche de plus en plus aisée. La rétrodéviation était temporaire et se réduisait momentanément de temps à autre.

État local et général à l'issue du traitement kinésique.

Utérus petit, corps et col. Un peu d'écoulement d'origine vaginale. Santé parfaite.

Résultats éloignés.

3 grossesses évoluant jusqu'à terme.

Observation XLIII

R...

État local et général au début du traitement.

Utérus rétroversé mobile. Panniculite péri-ombilicale. Règles très douloureuses, toujours avancées.

Traitements antérieurs.

Injections.

Durée du traitement kinésique.

Du 21 novembre 1894 au 4 mars 1895.

Modifications de l'état local et général au cours du traitement.

Disparition de la panniculite. Diminution des douleurs pendant les règles. Réduction temporaire de l'utérus.

État local et général à la fin du traitement.

Règles retardées, moins abondantes, très rouges, sans douleur. L'utérus ne reste pas réduit.

Observaion XLIV

D...

État local et général au début du traitement

Utérus rétrofléchi, gravide. Douleurs abdominales lombaires

Durée du traitement.

Du 7 mai au 9 juin 1895, à deux reprises avec intervalles.

Modifications au cours du traitement.

Disparition des douleurs. Utérus réduit. Massage et gymnastique. Réapparition des douleurs. Nouveau traitement qui les supprime.

La grossesse évolue et l'accouchement a lieu à terme.

A la suite de cet accouchement, tendances aux ménorragies que la malade arrête en se traitant par la gymnastique. En 1897, rétroflexion avec nouvelles ménorragies arrêtées par le massage et la gymnastique. Réduction du volume de l'utérus en quelques jours.

Observation XLV

P...

État local et général au début du traitement.

Rétroflexion douloureuse. Fond de l'utérus énorme et mou. Douleurs vives. Marche difficile. Hémorragies et pertes blanches.

Durée du traitement.

Du 25 janvier au 15 avril 1894.

Modifications au cours du traitement.

Dès les premières séances le massage fait reconnaître le paquet oophoro-tubaire faisant corps avec le fond utérin. Action du massage et de la gymnastique sur les pertes rouges et blanches, très lente.

État local et général à la fin du traitement.

Utérus hors de la concavité sacrée. Trompes œdématiées, flexueuses, de moyen volume. État général très amélioré. La malade abandonne le traitement.

L'élytrotomie postérieure avait été proposée pour détacher les prétendues adhérences.

CHAPITRE VI

Nous allons essayer de dégager des observations qui précèdent les enseignements qui en découlent. Et d'abord, faisons remarquer que presque toujours, à défaut d'autres résultats, chez le plus grand nombre de nos malades la douleur a disparu, quelquefois dès le début du traitement. Concurremment nous avons obtenu la suppression totale ou partielle des œdèmes. Nous n'insisterons pas davantage sur ce point, qui a été traité en détail dans le cours de ce travail.

De nombreuses observations, signalent des métrorragies. Ici encore la kinésithérapie a été assez rapidement victorieuse. Si nous n'avons pas étudié ici ces hémorragies avec toute l'ampleur qu'elles paraissent mériter, c'est qu'un élève de M. Stapfer, le Dr Guillarmou, a fait sur ce sujet une étude complète (1).

Mais, nous dira-t-on, ces rétrodéviations que vous pré-

1. Voir valeur hemostatique de certains mouvements musculaires contre les meno et metrorragies chronique. Guillarmou. *Thèse*, Paris, 1896.

tendez guérir, vous ne les faites pas disparaître! Nous voyons que, le plus souvent à la fin du traitement, l'utérus garde sa position vicieuse! — Nous allons nous expliquer de suite sur ce point. Nous n'avons pas la prétention de maintenir les utérus en antéversion. Comme nous l'avons dit dans les premières pages, les seules rétrodéviations qui intéressent le gynécologue, ce sont celles qui sont douloureuses. Or, la clinique nous a appris que la rétrodéviation n'est pas douloureuse par elle-même. Peu nous importe donc que l'utérus revienne ou non en antéversion. Mieux vaut y parvenir, car il est toujours préférable de replacer les organes dans leur situation normale ; mais ce qui est important, et nous ne saurions trop le répéter, c'est de rétablir la circulation abdomino-pelvienne. C'est à elle qu'il faut s'adresser. Ce sont les stases, cause prédisposante et efficiente des œdèmes, qu'il est indispensable de faire disparaître. C'est contre ces œdèmes, douloureux, soit par eux-mêmes, soit par l'immobilisation consécutive des organes qu'il faut lutter. Nos observations le prouvent surabondamment.

Chaque fois que l'œdème a disparu, la douleur a cédé, l'utérus a été mobilisé. Et les malades, malgré la rétrodéviation persistante, ont pu en grande majorité reprendre leur vie habituelle et se dire guéries, puisque cette position anomale de l'utérus ne se traduisait plus chez elles par aucun symptôme.

CONCLUSIONS

1° Les rétrodéviations ne sont pas douloureuses par elles-mêmes.

2° La métrite et l'annexite concomitantes n'interviennent que pour une part minime dans le phénomène douleur. La véritable cause est l'œdème chronique du tissu cellulaire.

3° Les adhérences ne sont généralement que des pseudo-adhérences dues aux œdèmes. Les adhérences vraies dues à de la pelvi-péritonite antérieure sont rares.

4° L'œdème siégeant dans les ligaments modifie leurs propriétés et entraîne d'ordinaire l'immobilisation absolue ou relative, soit de l'utérus, soit de ses annexes, quelquefois de l'un et des autres.

5° La douleur n'est pas forcément en raison directe du volume de l'œdème. Tel œdème très petit peut être atrocement douloureux, tandis que tel autre très volumineux est indolore. La douleur dépend de la compression et du tiraillement des filets nerveux, ou de la subacuité des œdèmes (poussées périodiques).

6° La kinésithérapie est le traitement de choix des rétrodéviations douloureuses.

7° Les opérations proposées et pratiquées contre les rétrodéviations utérines sont fondées sur l'ignorance des ressources de la méthode kinésique et sur l'insuffisance des notions classiques de physiologie pathologique des rétrodéviations.

CHARTRES. — IMPRIMERIE DURAND, RUE FULBERT.

www.ingramcontent.com/pod-product-compliance
Ingram Content Group UK Ltd.
Pitfield, Milton Keynes, MK11 3LW, UK
UKHW020342220726
13923UKWH00004B/1542